PUBLICATIONS DU *PROGRÈS MÉDICAL*

# LA
# VALLÉE DE DAVOS

PAR

Le Dr H. PICARD

PARIS

AUX BUREAUX DU
PROGRÈS MÉDICAL
6, rue des Écoles, 6.

A. DELAHAYE & E. LECROSNIER
ÉDITEURS
Place de l'École de Médecine.

1882

PUBLICATIONS DU *PROGRÈS MÉDICAL*

# LA VALLÉE DE DAVOS

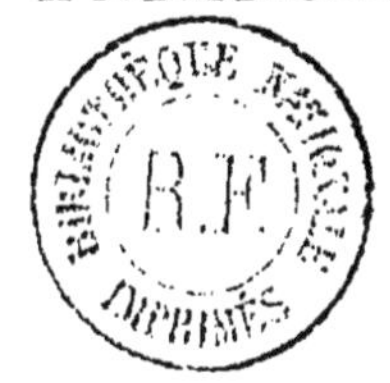

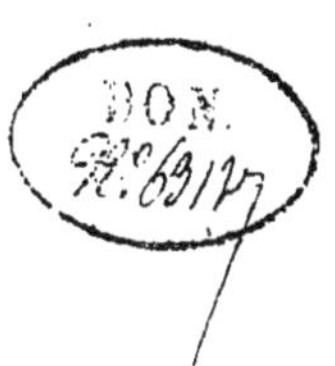

PAR

Le Dr H. PICARD

PARIS

AUX BUREAUX DU
PROGRÈS MEDICAL
6, rue des Écoles, 6.

A. DELAHAYE & E. LECROSNIER
EDITEURS
Place de l'École de Médecine

1882

# LA VALLÉE DE DAVOS

Plusieurs séjours à Davos me permettent de donner sur cette précieuse vallée, trop peu connue et conseillée en France, quelques renseignements exacts, pris sur les lieux, grâce à l'obligeance de mon ami, M. le Dr Beeli, le seul des médecins de cette localité sachant parler français.

Dépourvue des sites à la fois riants et grandioses des vallées de l'Oberland Bernois, celle de Davos, couverte de riches et verts pâturages, offre néanmoins un paysage agréable. Située dans les Grisons, à 1560 mètres au-dessus de la mer, large de deux kilomètres, longue de dix, elle s'étend à peu près en droite ligne, du nord-est au sud-ouest.

Un petit lac d'eau bleue transparente, entouré de pins et longé par la route, baigne son extrémité septentrionale. Un beau ruisseau, le Landwasser, en sort pour aller se jeter dans l'Albula, en suivant toute la vallée, qu'il divise en deux moitiés à peu près égales. Beaucoup plus rétrécie, l'extrémité méridionale semble comme obstruée par des petits monticules couverts de sapins et le rapprochement de ses deux parois formant une gorge appelée Zuge.

De chaque côté, des montagnes s'élèvent à 600 mètres environ, sous un angle de 30 à 45°, au-dessus de la vallée, et la défendent absolument des vents d'est et d'ouest. Très rapprochée de son ouverture septentrionale, qu'elle ferme hermétiquement en la dominant de 1000 mètres, la chaîne du Rhœticon, semblable à une immense muraille, la rend à peu près inaccessible au souffle de l'Aquilon. Au sud, à une très grande distance, les pointes brillantes du Finzenhorn s'élèvent à plus de 3000 mètres, mais trop loin pour intercepter les doux et vivifiants rayons du soleil de midi.

De rares et maigres champs de seigle et d'orge apparaissent çà et là, au milieu des verdoyants herbages de la vallée. Au cœur de l'été, quelques fleurs, même des roses, montrent leurs corolles entr'ouvertes dans les jardins qui entourent les hôtels et les maisons. Malheureusement, les gelées nocturnes, si fréquentes, ne leur permettent qu'un épanouissement éphémère. Quelques bouleaux, quelques aunes très chétifs, n'atteignant jamais le double de la hauteur d'un homme de taille moyenne, sont, en dehors des pins et des mélèzes, les seuls arbres qu'on rencontre dans la vallée. Ceux-ci, par contre, au milieu desquels beaucoup de pins cimbres, y sont beaux et nombreux et forment sur le versant des montagnes de véritables forêts. Mais, à 300 mètres au-dessus du sol, tout arbre disparaît, la terre n'est plus couverte que d'une herbe excellente, pâturage des bestiaux pendant l'été, celle du fond de la vallée étant fauchée et mise en réserve pour l'hiver.

La vallée de Davos renferme deux localités principales : Davos-Dorfli, près du lac, et, à 200 mètres au sud, Davos-Platz. Davos-Dorfli, pourvu d'un bon hôtel et de quelques maisons confortables, reçoit, comme Davos-Platz, des pensionnaires en toute saison ; mais cette dernière station, mieux exposée, est aussi beaucoup plus importante. C'est à elle que se rapporte ce qu'on a dit sur la vallée de Davos et ce que j'en écris.

Moins large que la vallée, Davos-Platz s'étend, sur une longueur de 1200 mètres environ, de chaque côté de la route, qui forme une très belle rue. Ce n'est ni un gros bourg, ni une petite ville, mais un coquet assemblage de villas, de pensions et d'hôtels. On peut donc y choisir son habitation.

Toutes ces maisons sont aussi bien disposées que possible pour un séjour d'hiver. La façade principale, percée de nombreuses fenêtres, regarde le sud. Chaque fenêtre est fermée par un double chassis vitré, qui, tout en laissant pénétrer les rayons du soleil, s'oppose à l'entrée du froid. A chaque châssis est adapté un vasistas, permettant le renouvellement de l'air. En avant de la plupart des fenêtres s'avancent de larges balcons. Au rez-de-chaussée, quelquefois élégamment suspendues au premier, de très grandes terrasses forment, pour ainsi dire, autant de salons en plein air. De larges bannes qu'on lève ou descend à volonté interceptent au besoin les rayons du soleil.

Au nord, la disposition des fenêtres est la même, mais

elles sont aussi peu nombreuses que possible et n'ont, bien entendu, ni balcon, ni terrasse. L'entrée de presque toutes ces demeures s'ouvre à l'ouest ou à l'est; c'est-à-dire à gauche ou à droite sur la rue.

L'intérieur est aussi bien compris que l'extérieur ; des portes doubles à toutes les grandes pièces, des tapis dans tous les corridors, les escaliers et les chambres. Chacune de celles-ci est chauffée par un de ces énormes poêles suisses qui, une fois allumés le matin, conservent une douce chaleur pendant toute la journée. Des calorifères ou des appareils de chauffage à vapeur entretiennent, jour et nuit, dans toutes les autres parties de la maison, une température égale.

Dans tous les hôtels, il y a salle de billard, cabinet de lecture, grand salon et petit salon pour les dames. Dans chacun de ces établissements aussi, on a aménagé une salle de bains et une salle de douches. Cette dernière est malheureusement fort mal installée partout. La pression est ce qu'on la désire, puisqu'on peut l'avoir de la force voulue, en captant l'eau plus ou moins haut dans la montagne (cette eau est excellente, puisque,en été,elle n'atteint pas 8°) ; mais les appareils sont fixes et installés dans une autre pièce que les robinets, en sorte que le malade, en recevant sa douche, n'est même pas sous les yeux du médecin, qui se contente d'ouvrir et de fermer les robinets. Il résulte en outre, de cette disposition, que les jets, tombant toujours à la même place, le malade est contraint de présenter lui-même à la douche les différentes parties du corps auxquelles elle est destinée.

Tous les hôtels ont un petit jardin, suffisant à l'exercice que nécessite la douche; des terre-pleins y sont installés pour les jeux de boules et de crockett. Plusieurs possèdent même des sortes de jardins d'hiver dans lesquels la chaleur artificielle entretient des fleurs au cœur de l'hiver. Dans deux ou trois, enfin, sont installées des vacheries. Les pensions et les villas n'ont ni appareils hydrothérapiques, ni vacheries; mais, moyennant rétribution, leurs habitants peuvent faire de l'hydrothérapie dans les hôtels, et, quant au lait, il existe une halle publique avec promenoir, attenant à une magnifique étable, où chacun peut, pour 15 centimes, se procurer un verre de lait.

Ce ne sont pas seulement les habitations, qu'à Davos, on a disposées pour les malades, mais la vallée tout entière. Outre la route, parfaitement entretenue et bordée de trottoirs, des chemins larges et nombreux rendent les communications promptes et faciles. Des sentiers qui s'élèvent en traversant les forêts et les prairies sillonnent partout les flancs des montagnes. Tous les cent mètres, des bancs confortables ; partout des repos, espèces de kiosques ouverts au midi et parfaitement fermés au nord.

Le lac, qui permet la pêche en été, car il est très poissonneux, offre au patineur, en hiver, une glace du plus beau poli, sur laquelle il peut s'aventurer sans crainte. Du reste, à Davos-Platz même, on inonde une petite partie de vallée sur le bord de laquelle un large et grand abri permet au patineur de chausser et déchausser ses patins sans crainte de refroidissement.

La vie est facile à Davos, on y trouve de tout ; les magasins y sont nombreux et bien fournis. Celui qui habite un appartement particulier n'a rien à craindre pour sa nourriture ; la viande y est bonne, variée, abondante. Un marchand de comestibles tient toutes espèces de volailles et de gibiers, depuis la poularde du Mans jusqu'aux perdreaux de la Brie. Le poisson de mer lui-même n'est pas rare. Les cuisiniers sont nombreux dans le pays, et des confiseurs, fort bien achalandés, fabriquent toutes sortes de friandises, petits fours, marrons et fromages glacés à tous les aromes. Les vins d'Italie, de France, d'Allemagne ou d'Espagne, sont ce qu'on les paye ; cependant, disons-le, il est difficile de s'en procurer d'excellents: mais, celui qui doit séjourner longtemps, peut toujours en faire venir.

Le prix du séjour, dans les hôtels, dépend de l'exposition de la chambre; mais, pour 15 à 20 francs par jour, on est bien. Dans les pensions, c'est moins cher. Quant aux appartements et aux villas, la location en est assez dispendieuse. Un de mes amis, qui habite Davos depuis plusieurs années, loue son appartement 3.500 francs l'an. L'année dernière, le premier étage d'une des plus jolies maisons a été loué 8.000 francs pour l'hiver, et la plus belle villa 12.000.

Une route excellente, assez large pour permettre un passage facile à deux voitures, longe la paroi occidentale de la vallée. Partant de Landquart, station du chemin de fer de Zurich à Coire, elle monte doucement et presque sans circuit jusqu'à Klosters, 1205 mètres au-dessus de la mer, forme un angle ouvert à l'ouest et grimpe jusqu'à la vallée de Davos, qu'elle suit dans toute sa longueur, descend jusqu'au Bœrentritt, sorte de terrasse rocheuse qui surplombe un vaste torrent, et d'où l'on découvre toutes les montagnes d'alentour, remonte de nouveau jusqu'à Wiesen, 1454 mètres d'altitude, pour redescendre, en inclinant toujours à l'ouest, par Alveneu, dans la vallée du Rhin, dont elle est partie, à Coire, tête de ligne de la voie ferrée, Zurich, Bâle, Belford, décrivant ainsi un cercle presque complet, ouvert à l'ouest et sous-tendu par une corde formée de la section de ce railway dont Landquart et Coire sont les deux extrémités. Une seconde route s'embranche sur celle-ci à Davos-Dorfli, s'élève immédiatement et, par une pente très rude jusqu'au sommet du Fluela, 2403 mètres, et redescend non moins rapidement jusqu'à Zuz, dans la Basse-Engadine, où elle rejoint la route qui suit tout du long cette vallée merveilleuse, aboutissant d'une part, en Italie, à Colico sur les bords du lac de Côme, de l'autre à Inspruck dans le Tyrol et desservant Saint-Moritz, Samaden dans la Haute-Engadine ; Tarasp, Nauders, Landeck dans la Basse. Ces deux routes permettent donc aux voyageurs d'arriver à Davos, soit de Suisse et de France, par Landquart et Coire; soit d'Allemagne et d'Italie par le chemin que je viens de décrire.

De Paris, celui qui veut gagner Davos prend son billet pour Bâle, d'où la voie ferrée le conduit à Landquart ou à Coire, en passant par Zurich. Parti de Paris le soir, il arrive le lendemain pour coucher à l'une ou l'autre de ces stations. De Landquart, la poste met sept heures pour monter à Davos, c'est le chemin le plus court, car, de Coire, il lui en faut dix.

En été, la route se fait en voiture, l'hiver en traîneaux. Ces traîneaux sont découverts, à deux places et à un cheval. Dans le premier, prennent place le conducteur et le cocher, dans les autres, les voyageurs deux par deux, de chaudes bouillottes sous les pieds. Il résulte de cette disposition, qu'à part le traîneau qui ouvre la marche, il n'y a de cocher dans aucun. Les chevaux, accoutumés, suivent avec sécurité. Il existe bien quelques traîneaux couverts à quatre places, mais ils sont rares. De Davos à Zuz, Basse-Engadine, la traversée du Fluela demande quatre heures. Il en faut sept pour gagner Saint-Moritz et treize pour arriver à Chiavenna (Italie) ; jusqu'à Inspruck (Tyrol), trois jours sont nécessaires.

Ce fut le Dr Spengler, un médecin allemand établi à Davos, qui, le premier, en 1862, appela l'attention sur cette localité comme station prophylactique et thérapeutique de la phtisie pulmonaire. Il avait observé la rareté de cette maladie chez les habitants de la vallée et, en effet, mon ami le Dr Beeli, originaire du pays, dont la clientèle est à juste titre fort nombreuse, n'en a vu que trois, en douze ans, succomber à cette affection. M. Spengler avait, en outre, remarqué que les individus nés à Davos et qui, après avoir parcouru l'Europe comme cuisiniers, confiseurs ou pâtissiers, y revenaient phtisiques, se guérissaient promptement. Ces observations, publiées en Allemagne, attirèrent à Davos quelques malades qui, sans se rétablir aussi vite que les émigrants, éprouvèrent cependant un soulagement marqué.

Ces succès confirmés par M. le D^r^ Meyer-Ahrens, hydrologiste allemand fort distingué, amenèrent le médecin saxon Unger à Davos. Atteint de tuberculose pulmonaire, il avait vainement cherché la guérison dans les montagnes de la Silésie. Davos l'ayant beaucoup amélioré, il prôna ardemment ce séjour pour l'hiver comme pour l'été.

Sous l'influence de ces recommandations, les malades ne tardèrent pas à affluer et Davos à prendre une importance considérable. Si, l'été, les malades y sont relativement peu nombreux, il n'en est pas de même en hiver, et la progression va toujours croissant, comme le démontre le tableau suivant qui indique le nombre des malades pour chacune des quatorze dernières années :

| | | | | | | |
|---|---|---|---|---|---|---|
| 1866 | — | 1867 | — | 12 | malades. |
| 1867 | — | 1868 | — | 25 | — |
| 1868 | — | 1869 | — | 50 | — |
| 1869 | — | 1870 | — | 70 | — |
| 1870 | — | 1871 | — | 90 | — |
| 1871 | — | 1872 | — | 120 | — |
| 1872 | — | 1873 | — | 200 | — |
| 1873 | — | 1874 | — | 300 | — |
| 1874 | — | 1875 | — | 400 | — |
| 1875 | — | 1876 | — | 500 | — |
| 1876 | — | 1877 | — | 550 | — |
| 1877 | — | 1878 | — | 560 | — |
| 1878 | — | 1879 | — | 700 | — |
| 1879 | — | 1880 | — | 800 | — |

Sur ces huit cents malades, on compte à peine quelques Français, le plus grand nombre est Allemand; mais les Anglais suffisent déjà à remplir l'un des plus vastes hôtels.

L'hiver dure à Davos du commencement d'octobre à la fin de mars. Toutefois, la première chute de neige n'a ordinairement lieu que du 8 au 15 novembre. A peu près chaque année, à cette époque, elle tombe pendant 24 à 48 heures en telle abondance que tout en est recouvert : les prairies, les arbres, les habitations. Puis, l'azur du ciel reparaît plus pur que jamais. La cure d'hiver commence seulement alors pour les Allemands. Mais si cette première neige a complètement transformé la nature, et, par conséquent, la manière de vivre, il n'en est pas moins vrai que le malade venu à Davos, pour passer l'hiver, doit y arriver dès les premiers jours d'octobre, pour mieux s'acclimater et se faire à son nouveau genre de vie.

Cette première chute de neige n'est pas la seule, et, pendant l'hiver, elle se renouvelle de temps à autre soit calme, soit au milieu de rafales qui la soulèvent en tourbillons assez épais pour obscurcir la lumière et empêcher de distinguer les objets d'un côté de la rue à l'autre. Voici des chiffres qui donneront une idée de la quantité de neige couvrant la vallée. L'épaisseur de la neige tombée en 43 jours et mesurée immédiatement après sa chute a été de 767 centimètres. Mais, comme elle se tasse, elle ne s'élève guère à plus d'un mètre au-dessus des champs et bien moins sur la route où elle est balayée et foulée par les promeneurs à pied ou en traîneau.

Le dégel commence d'habitude dans les derniers jours de mars; quelquefois un peu plus tôt ou un peu plus tard. A cette époque, les nuits étant moins longues et le soleil, plus perpendiculaire, échauffant plus longtemps la vallée, la température de la terre s'élève et la neige disparaît insensiblement, sans produire les flaques d'eau, ni l'humidité des dégels parisiens. D'un autre côté, chaque nuit, la gelée durcit la surface ramollie la veille, en sorte que, pendant au moins une partie du jour, on marche sur un sol résistant.

Néanmoins, le dégel pose au médecin un problème d'une solution difficile, qui est celui-ci: Le malade doit-il le fuir ou en attendre la fin? Assurément, s'il avait à proximité une station dépourvue de cet inconvénient et aussi ensoleillée, l'hésitation ne serait pas possible. Mais où aller? En Italie, on y trouvera peut-être la pluie, et, dans tous les cas, un climat tout contraire à celui de Davos et d'autant plus énervant que le passage de l'un à l'autre aura été plus rapide. En Suisse, en France ou en Allemagne, pour ne pas parler de l'Angleterre, ce serait bien pis. A combien de vicissitudes atmosphériques ne se trouveraient pas assujettis les malheureux malades exposés à toutes les alternatives de chaud et de froid, de pluie et de vent auxquelles sont soumises nos contrées du mois de mars au mois de juin. Aussi, plus on y réfléchit, plus on trouve sage l'avis des médecins de Davos qui conseillent d'attendre.

Si nous pénétrons plus avant dans l'étude des conditions qui font de la vallée de Davos une résidence si bien choisie pour les tuberculeux, nous voyons la température moyenne, qui se maintient l'été au-dessus de zéro et l'hiver au-dessous, rester pourtant assez fixe, comme le constatent les deux tableaux suivants:

TEMPÉRATURE MOYENNE :

| *Été.* | | *Hiver.* | | |
|---|---|---|---|---|
| Juin. . . . | 9° centigr. | Octobre. . | 2° | au-dessus de 0 |
| Juillet. . . | 12° — | Novembre. | 2°96 | au-dessous de 0 |
| Août. . . . | 11° — | Décembre. | 5°93 | — |
| Septembre. | 9° — | Janvier. . . | 8°13 | — |
| | | Février. . | 3°51 | — |
| | | Mars . . . | 3°45 | — |

En avril, le thermomètre remonte au-dessus de zéro.

D'un autre côté, la température moyenne a été, pendant toute l'année : en 1874, de 2°, 13 centigr. et en 1876 de 3°, 19. Comme températures extrêmes, nous trouvons, en 1870, le 24 décembre, à 9 heures du matin, le thermomètre descendu à 29°, 5, et, en 1874, le 11 février, à 29°, 3 au-dessous de 0°. Par contre, en 1874, les 3 et 4 juillet, il marque + 24°, 3, et, en 1876, le 14 août, + 26°, 2.

En somme, surtout envisagée à part l'été et l'hiver, la température moyenne de Davos est peu variable, ce qui est une bonne condition pour le traitement de la tuberculose pulmonaire. Mais, si on considère que, du commencement du mois de novembre à celui d'avril, elle se maintient constamment au-dessous de zéro, on est forcé de reconnaître qu'elle ne donne pas seule la caractéristique du climat de la vallée.

Comme la température, la pression atmosphérique est assez égale : le baromètre marque en moyenne 630 mil. et oscille entre 609 mil. et 643 mil., 5. Cette uniformité de la pression atmosphérique, sans fournir mieux que la température la caractéristique de la station de Davos, explique jusqu'à un certain point pourquoi il n'y fait pas de vent, au moins pendant l'hiver ; car, l'été, un souffle, léger il est vrai, mais presque quotidien, s'élève à dix heures pour tomber à cinq heures.

Les avantages de Davos comme station climatérique n'étant, d'une manière absolue, ni dans sa température, ni dans la pression barométrique, doivent être recherchés dans sa position géographique et dans sa disposition topographique. Son altitude la met, autant que possible, à l'abri des poussières et des brouillards, parce que l'évaporation s'y fait avec une très grande rapidité. Mais, si l'on réfléchit qu'à Murren (1636 m.) dans la vallée supérieure de Lauterbrunnen et surtout au Rigi-Kulm (1800 m.), le brouillard est épais et fréquent, on est forcé d'admettre que l'altitude n'est pas la seule cause de la pureté et de la sécheresse de l'air à Davos. Et, en effet, aux avantages de l'altitude viennent se joindre ceux de la latitude. Jetez les yeux sur la carte et vous vous apercevrez bien vite que la vallée de Davos est tout à fait parallèle à cette partie de l'Engadine, qui s'étend de Zuz, à la descente du Fluela, à Samaden et que, sur cette longueur, les deux vallées ne sont séparées à vol d'oiseau que par dix kilomètres environ. Or l'Engadine, c'est pour ainsi dire l'Italie dont elle n'est séparée, tout près de Samaden, que par la descente du Maloja. Il en résulte que la latitude de Davos est presque méridionale, latitude qui, avec son altitude, explique tout à la fois la pureté et la sécheresse de l'air et l'éclat incomparable du soleil. A la position géographique viennent se joindre les dispositions topographiques déjà décrites. Parfaitement défendue contre le vent du nord, la vallée est, au contraire, entièrement accessible à celui du sud. Mais, objectera-t-on, puisque l'Engadine, au moins de Samaden au Maloja, est de 300 m. plus élevée que la vallée de Davos et que, confinant tout à fait à l'Italie, sa latitude est encore plus méridionale, pourquoi ne pas y séjourner de préférence? Par ce que la température et la pression atmosphérique y sont beaucoup moins fixes et que, par conséquent, l'air agité pendant l'été par un vent à peu près continuel l'est encore bien plus l'hiver. Ce vent, quand il souffle du sud, produit, en outre, un phénomène bien funeste aux poumons malades, ce sont des dégels subits et passagers, à la vérité, mais fréquents. Dire que pareil phénomène n'a jamais lieu à Davos serait dépasser la vérité, mais alors qu'on le voit plusieurs fois par an à Saint-Moritz, on l'observe à peine une fois en plusieurs années à Davos.

Ce que j'ai dit de la sécheresse de l'air à Davos, le pluviomètre vient le confirmer: en voici la preuve. En 1876, la quantité d'eau tombée a été:

| | | | |
|---|---|---|---|
| A Winterthur. . . . | 439mm. | Ragatz. . . . | 278mm. |
| A Zurich . . . . . . | 430mm. | Davos. . . . | 118mm. |
| A Friedrichshafen. . | 288mm. | | |

Dans la même année, la quantité d'eau (pluie et neige) tombée en 159 jours était 1052mm,6.

Pour ce qui est de la vapeur d'eau suspendue dans l'air, M. Steffen, pharmacien allemand établi à Davos, a calculé la quantité de vapeur d'eau contenue dans l'air supposé à 37°, ce chiffre représentant la température du corps. C'est ce qu'il appelle l'humidité absolue, l'humidité relative désignant la vapeur d'eau que renferme l'air à la température ambiante. Les chiffres qu'il a trouvés pour l'hiver 1876-

1877, comprenant : octobre, novembre, décembre, janvier, février, mars, avril, sont à Montreux, 79, 7 0/0 ; à Davos, 76, 6 0/0 ; la température moyenne de Montreux, pendant ce temps, étant 5°,40 ; celle de Davos, — 1°,10.

Calculé sur la température de 37°, l'air renferme à Montreux 12, 78 0/0 de vapeur d'eau, tandis qu'à Davos il n'en contient que 7, 9 0/0. Ce qui explique comment, dans les poumons, cet air se saturant de vapeur d'eau, renferme à sa sortie 92,1 0/0 de l'état de saturation à Davos et seulement 87,22 0/0 à Montreux, et pourquoi en 24 h., on expire 207 gram. 12 de vapeur d'eau de plus à Davos qu'à Montreux.

Si, enfin, nous comparons, sous ce rapport, quelques stations entre elles, nous trouvons :

| | HUMIDITÉ RELATIVE. | HUMIDITÉ CALCULÉE A 37°. |
|---|---|---|
| Alexandrie. . | 59,0 0/0 | 17,2 0/0 |
| San Remo . . | 66,7 — | 16,1 — |
| Caire. . . . . | 69,7 — | 21,4 — |
| Meran . . . . | 70,5 — | 11,2 — |
| Menton. . . . | 70,7 — | 22,9 — |
| Montreux. . . | 80,8 — | 12,3 — |
| Pau . . . . . | 81,0 — | 15,4 — |
| Davos . . . . | 83,8 — | 7,1 — |

Le calme de l'atmosphère étant constaté par l'observation, la sécheresse de l'air prouvée par des chiffres et l'éclat du soleil expliqué par la latitude, il faut, en outre, se rendre compte du temps pendant lequel on peut en jouir. Ce sont encore les chiffres qui vont nous l'apprendre.

Dans les jours les plus longs, le soleil se lève à 5 h. et se couche à 6 h. 1/2 ; dans les plus courts, il se montre à 9 h. pour disparaître à 3 h. 1/2. Combien, pendant cette période, y a-t-il de beaux et de mauvais jours, c'est ce dont le tableau suivant, qui a été dressé pour l'année 1875-1876, va nous donner une idée :

| | | | | | |
|---|---|---|---|---|---|
| Novembre | 1875, | 12 | jours | de temps | clair et beau. |
| — | | 3 | — | — | beau moyen. |
| — | | 15 | — | — | mauvais. |
| Décembre | — | 19 | — | — | clair et beau. |
| — | | 10 | — | — | beau moyen |
| — | | 2 | — | — | mauvais. |
| Janvier. . | 1876, | 14 | — | — | clair et beau. |
| — | | 12 | — | — | beau moyen. |
| — | | 5 | — | — | mauvais. |
| Février | — | 12 | — | — | clair et beau. |
| — | — | 11 | — | — | beau moyen. |
| — | — | 6 | — | — | mauvais. |

| | | | | |
|---|---|---|---|---|
| Mars | — | 10 — | — | clair et beau. |
| — | — | 9 — | — | beau moyen. |
| — | — | 12 — | — | mauvais. |

C'est-à-dire qu'en 5 mois, soit 152 jours, il y a eu :

67 jours de beau temps.
45 — de beau temps moyen.
40 — de mauvais.

Or, on entend par beau temps celui durant lequel le malade peut rester à l'air, même assis, pendant presque tout le temps que le soleil domine la vallée, c'est-à-dire toute la journée. Quelques nuages l'obscurcissent, au contraire, les jours de temps beau moyen, en sorte que le malade ne peut se tenir dehors absolument tout le jour. Par le mauvais temps, tantôt il est impossible de s'exposer à l'air, même un instant ; tantôt la promenade est possible dans les jardins pendant quelques heures, au moins par intervalles.

C'est par une belle journée d'hiver qu'il faut voir Davos. Au ciel, de l'azur le plus pur, brille un soleil étincelant ; sur le sol, l'immense tapis de neige réfléchit ses rayons en tous sens et éclaire l'atmosphère d'une lumière aveuglante. A partir de dix heures, mais surtout vers une heure, les promeneurs se répandent partout. Les uns vont et viennent, à pieds, sur la grande route, transformée en un véritable Corso, ou bien gravissent les sentiers des montagnes ; les autres partent en traîneaux pour des excursions plus lointaines ou s'élancent sur la glace avec leurs patins. Les plus malades, assis sur les bancs des jardins ou sur les terrasses, écoutent la musique ou causent avec les amateurs de moka, qui hument leur café au grand air, comme l'été sur le boulevard Montmartre.

Rien n'est curieux comme de voir, sur cette neige, tout ce monde, les yeux cachés sous de larges lunettes bleues, la tête couverte d'un chapeau de paille, et, bien souvent encore, obligé de se préserver, avec une ombrelle, des ardeurs du soleil.

Ces promenades, inondées de lumière, sont fort bien décrites dans la citation suivante, d'une dame écrivant à une de ses amies pour l'attirer près d'elle (Edouard Dufresne), de Genève (Davos). « Il n'y a jamais ni brouillard, ni boue, ni poussière à Davos ; quand je foule aux pieds cette neige sèche et serrée, elle crie sous mes talons ; il me semble que je marche sur de l'arrowroot. Les traînes de mes robes s'étalent immaculées dans toute leur splendeur sur le Corso.

Cette neige est si mobile, si légère qu'elle n'adhère point aux étoffes et ne les tache jamais. »

Le visiteur a pu voir, à l'Exposition de 1878, dans le parc du Trocadéro, d'énormes cônes en métal poli, formant miroirs, au foyer desquels était suspendu un récipient rempli d'eau. Exposés au soleil, ces cônes en réfléchissaient les rayons sur le récipient qu'ils échauffaient assez pour en porter le contenu à l'ébullition. La vallée de Davos, en hiver, n'est pas autre chose : un immense miroir concave, réfléchissant les rayons d'un soleil incomparable, qui réchauffe le promeneur directement et indirectement. Aussi, n'est-ce pas la température moyenne absolue dont j'ai suffisamment parlé, mais celle du milieu du jour qui doit faire l'objet des préoccupations médicales. Or, pendant que l'une, si ce n'est en octobre, se maintient tout l'hiver au-dessous de zéro, l'autre reste toujours au-dessus, comme le prouve le tableau suivant :

| | A 10 HEURES. | 1 HEURE. | 3 HEURES. |
|---|---|---|---|
| Octobre | + 7 | + 12 | + 9 |
| Novembre | + 6 | + 9 | + 3 |
| Décembre | + 2 | + 5 | + 4 |
| Janvier | + 2 | + 5 | + 4 |
| Février | + 0,8 | + 5 | + 4 |
| Mars | + 6 | + 11 | + 8 |

Pendant l'hiver de 1876-77, un anglais, M. Redford, a fait, sur la radiation solaire, au moyen d'un thermomètre muni d'une boule noircie à la suie et enfermé dans un ballon où il avait fait le vide, des expériences qui lui ont donné les moyennes suivantes :

| | Octobre. | Novembre. | Décembre. | Janvier. | Février. | Mars. |
|---|---|---|---|---|---|---|
| Au soleil. | 56,15 | 41,18 | 42,82 | 42,39 | 44,09 | 50,18 |
| A l'ombre. | 15,43 | 2,57 | 3,89 | 2,25 | 1,53 | 2,48 |

Ces chiffres et ceux qui les précèdent expliquent, avec la pureté, la sécheresse et le calme de l'atmosphère, pourquoi les malades peuvent rester si longtemps en plein air ; point essentiel, puisque, à Davos, respirer doit être l'occupation principale ; que c'est la raison d'être du traitement et la condition *sine qua non* de la guérison et les médecins du pays l'ont si bien compris qu'ils font souvent ouvrir, à plusieurs reprises, la fenêtre des malades pendant la nuit.

C'est qu'en effet, non seulement on respire là un autre air qu'ailleurs, mais on le respire autrement. A une telle altitude, le nombre des mouvements respiratoires augmente, les muscles de la poitrine se développent, la cage thoracique s'élargit, les vésicules pulmonaires se dilatent, toutes conditions favorables à la régularité de la circulation pulmonaire. De leur côté, les mouvements du cœur s'accélèrent, et de 72, le pouls monte fréquemment à 82 et 84. Pendant que la ciculation centrale devient plus rapide, celle de la périphérie ne se ralentit pas, comme il est facile de le voir, en regardant le visage et les mains des malades qui rougissent, surtout après les repas. Il se passe là, en effet, un phénomène facile à comprendre : placez-vous sous une cloche à air comprimé, le sang est refoulé au centre, les viscères se congestionnent, la peau se décolore; entrez, au contraire, sous la cloche pneumatique, le sang afflue au dehors, la face et la peau, en général, se congestionnent ; c'est le résultat de la pression plus ou moins grande de l'air. Or, celle-ci étant moindre à Davos que dans la plaine, on s'y trouve dans des conditions analogues à celles de l'individu renfermé sous la machine pneumatique.

Sous l'influence de cette activité du poumon et du cœur, toutes les sécrétions sont mieux élaborées, l'assimilation et la désassimilation se perfectionnent, et, par suite, l'appétit renaît ou augmente.

Aussi, à Davos, le tube Faucher est-il inutile ; les malades se gavent eux-mêmes. Ce que mangent et absorbent tous ces malheureux est incroyable. Le matin, bien souvent, après avoir avalé un verre de lait de 300 grammes au réveil, ils mangent, vers huit heures, une quantité énorme de cet excellent chocolat, dont la Suisse a le secret, qu'ils additionnent d'épaisses tartines de beurre. Vers dix heures, pendant leur promenade ou à l'hôtel, ils boivent un second verre de lait. A midi, a lieu le plus fort repas. Il se compose d'un potage, de plusieurs plats de viande assaisonnés de légumes ou de compotes à la manière allemande, d'entremets, de dessert. Vers trois heures, avant de rentrer au logis, on s'arrête à la vacherie pour déguster un autre verre de lait; à six heures enfin, on sert le dernier repas, qui se compose encore de plusieurs plats. Ce que l'on boit est à l'avenant de la nourriture. J'ai eu pendant plusieurs semaines en face de moi, à table, une jeune demoiselle de Baden-Baden, arrivée à la dernière période de la phthisie, eh bien, elle faisait comme les autres, et, son premier soin, le potage terminé, était d'ingurgiter d'un trait un énorme verre de vin rouge. Le plus souvent, les moins malades ne s'en tiennent pas là; les hommes au billard, les femmes au salon, se font servir, en guise de peptones, soit de la bière, c'est la boisson préférée des Allemands, soit du thé ou du café. Il n'est pas rare d'en voir, parmi les plus atteints, monter du Champagne dans leur chambre et le boire la nuit, comme tisane pectorale.

Un pareil gavage n'est possible qu'à Davos, grâce à l'air qu'on y respire ; car, dans les hôpitaux de Paris, j'imagine, en admettant qu'on pût le mettre en pratique, les inconvénients ne tarderaient pas à s'en faire sentir. Là-bas, je n'ai jamais entendu parler d'une indigestion ; mais j'ai souvent vu les malades engraisser avec une rapidité inouïe. Un prussien, aujourd'hui conseiller d'Etat à Metz, avait augmenté de dix-sept livres en moins de deux mois, et cependant il a le sommet du poumon droit creusé d'une caverne. Un autre, officier dans l'armée allemande, arrivé mourant, avait, au bout de trois mois, pris un tel embonpoint que son père, venu pour le voir, passa à côté de lui dans le vestibule de l'hôtel sans le reconnaître.

Du reste, quand l'air ne suffit pas à ouvrir l'appétit, l'hydrothérapie lui vient en aide; les lavages à l'eau froide, les douches en pluie et en jet, sont des moyens fréquemment employés par les médecins de Davos. L'un des allemands dont je viens de parler était soumis à ce traitement, et, chaque matin, outre une douche générale en pluie, il recevait sur la poitrine une douche en jet au point correspondant à sa caverne.

En présence de tels résultats, dira-t-on, comme M. Jourdanet, que l'air des montagnes, qui renferme moins d'oxygène que celui de la plaine, agit en anémiant le poumon et en le calmant par son acide carbonique? Evidemment non, car le poumon, nous l'avons dit, fonctionne plus activement et absorbe, en somme, tout autant d'oxygène qu'ailleurs, et la preuve, c'est qu'il exhale plus de vapeur d'eau à Davos qu'à Montreux, comme les chiffres le démontrent. Cependant, cette anémie est incontestable, puisque, comme nous l'avons dit, la pression atmosphérique étant moindre, le sang se porte à la périphérie, ce qui constitue une excellente condition, car elle empêche les congestions pulmonaires. Soutiendra-t-on avec plus de raison que, les milieux imprimant leur cachet aux individus qui les habitent, les malades venus à Davos profitent de l'immunité de ses habitants pour la phthisie? Pas davantage; car un pareil résultat ne peut s'acquérir en quelques mois, ni même en quelques années. Le climat de Davos modifie la constitution en imprimant une activité et une régularité bienfaisantes à toutes les fonctions. Le malade respire, va, vient, boit, mange et dort bien. Comme conséquence, les forces renaissent et augmentent. Aussi, Davos doit-il être regardé, avant tout, comme un climat tonique et reconstituant qui communique à l'organisme la force de résister à l'envahissement des produits morbides et peut-être la faculté de les éliminer.

Plusieurs catégories de malades sont justiciables de Davos :

1° Les adolescents qui ont eu des manifestations scrofuleuses dans leur enfance ou dont les parents, les frères ou les sœurs sont morts phthisiques. Pour eux, le séjour de Davos est prophylactique. En quelques mois, leur constitution peut s'améliorer au point de leur donner des chances sérieuses d'échapper à la maladie;

2° Le séjour de Davos est encore mieux approprié aux jeunes sujets, dont la respiration est courte et la poitrine mal conformée, surtout s'ils ont eu des hémoptysies et bien que leurs poumons ne donnent à l'oreille aucun signe stéthoscopique bien caractérisé.

Beaucoup de médecins s'imaginent les hémoptysies plus fréquentes sur les altitudes que dans la plaine ; mais c'est une grave erreur, démontrée par l'expérience qu'ont acquise sur ce sujet les médecins de Davos, et dont m'a bien souvent parlé mon ami le Dr Beeli. Un malade n'a presque jamais sa première hémoptysie dans ce pays. Au contraire, un grand nombre de ceux qui crachent le sang chez eux n'en voient jamais apparaître, même un filet, pendant leur séjour dans la vallée, ce qui se comprend, d'ailleurs, d'après ce que nous avons dit plus haut sur la diminution de la pression atmosphérique. J'ai, sur ce point, un exemple probant. Un de mes amis, né d'une mère phthisique, ressentit dès l'âge de quinze ans les atteintes du mal maternel ; celui-ci se manifesta par des crachements de sang fréquents et abondants. Voyageant avec un précepteur, il fut pris à Strasbourg d'une hémoptysie effrayante, qui le tint pendant huit jours entre la vie et la mort. Remis sur pieds par feu Schutzenberger, ce professeur distingué lui conseilla d'aller aussitôt s'établir à Davos. Or, ce jeune homme, qui n'était pas huit jours sans avoir des crachements de sang, fut neuf mois, à partir de son arrivée, sans en voir apparaître une goutte. Il y a de cela sept ans, et il habite toujours Davos, parce que, à chaque tentative de descente, il est repris de ses hémoptysies qui cessent quand il remonte.

Ceux qui souffrent d'une inflammation chronique des sommets, sont aussi justiciables de Davos ; mais, chose curieuse, l'amélioration sera d'autant plus certaine et rapide que le malade sera plus chétif. Chez une personne robuste, le climat produira des effets d'autant plus favorables que

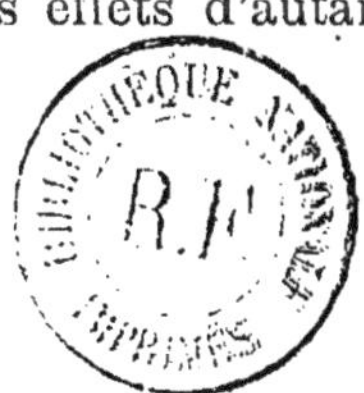

le mal sera plus ancien. L'inflammation devenue catarrhale aurait-elle envahi une grande partie des petites bronches, que le séjour à Davos pourrait encore la guérir. Comme dans le cas précédent, d'ailleurs, les sujets faibles seront encore les plus favorisés.

On obtient aussi de très bons résultats du séjour à Davos, dans les cas d'induration caséiforme des poumons. La résorption des produits caséeux se voit assez souvent, et, dans tous les cas, l'expectoration y est bien moins abondante. L'existence de cavernes n'est pas une contre-indication. Quand bien même l'état local resterait le même, l'état général s'améliore et le malade retrouve des forces.

M. Beeli a traité, pendant les deux derniers hivers, cinq malades atteints d'asthme nerveux, sans lésions pulmonaires ni cardiaques. Quatre de ces malades ont été tout à fait guéris, le cinquième n'a été qu'amélioré. Ceci ne veut pas dire que le climat de Davos doive être conseillé aux asthmatiques, au contraire; car les emphysémateux ou les cardiaques souffrent bien davantage à Davos et peuvent même y être pris d'accès de suffocation inquiétants. On comprend, d'après cela, que toutes les maladies du cœur et des gros vaisseaux en contre-indiquent formellement le séjour.

Mais il n'en est pas de même des vieilles pleurésies, quand l'épanchement, quoique résorbé, a néanmoins laissé un épaississement de la plèvre ; car la résorption des plaques fibrineuses s'y opère généralement très vite. Au contraire, les poitrinaires qui ont chaque jour une fièvre plus ou moins ardente, ceux dont les lésions pulmonaires sont très étendues et qui n'offrent, par conséquent, aucune résistance, meurent plus vite à Davos que chez eux.

Davos étant, comme nous l'avons dit, un séjour tonique et reconstituant, tous les convalescents, tous les anémiques se trouveront bien de son climat; les anémies syphylitiques s'y guérissent comme les autres, mais s'il s'agit d'une personne à laquelle le mercure soit encore nécessaire, ce n'est pas là qu'il faut l'envoyer. Dans les Alpes, à ces hauteurs, ce médicament n'est pas supporté. Une seule friction hydrargyrique suffit souvent à provoquer la salivation et certainement, sur n'importe quel sujet, on n'arriverait pas à la troisième sans avoir cet inconvénient. Administré par la bouche, les plus petites doses de ce médicament produisent le même effet.

Il en est ainsi, d'ailleurs, de tous les poisons. Les malades y deviennent, à leur action, d'une susceptibilité incroyable. Aussi, les médecins du pays n'emploient-ils guère les médicaments ; pour eux, l'hygiène est tout. Quelques vésicatoires, un peu de morphine contre la toux, de sulfate de quinine et d'arsenic contre la fièvre; d'ergotine contre les hémorrhagies, composent, avec la créosote et le phosphate de chaux, à peu près toute la pharmaceutique de Davos.

Une question se présente ici : le malade doit-il monter directement à Davos, ou ne s'y rendre qu'après s'être arrêté quelques jours dans une station intermédiaire : Klosters (1205 m.), s'il vient de Landquart ; Alveneu (1324 m.), s'il arrive de Coire ? Les médecins de Davos pensent qu'on ne risque rien à s'élever d'emblée à une telle hauteur ; mais, la prudence commande plus de lenteur et de s'arrêter en route, si on trouve un gîte convenable. Du reste, pour le retour, l'hésitation n'est pas possible, car cet arrêt, surtout pour les hémoptoïques, devient absolument nécessaire. Enfin, une recommandation d'une importance extrême devra être faite par le médecin à tout malade partant à Davos : c'est, les jours qui suivront l'arrivée, de ne s'exposer à l'air qu'avec les plus grandes précautions. La première sortie aura lieu à midi ou une heure et ne devra pas durer plus d'une heure. Ce n'est que peu à peu qu'on arrivera sans risque aux grandes et longues promenades et à rester impunément exposé à l'air toute la journée.

Je termine ici cette étude incomplète, sans doute, mais qui aura au moins pour résultat d'appeler sur une précieuse station d'hiver l'attention des médecins dont beaucoup, je le crains, ne connaissent même pas le nom.



PARIS. — IMP. V. GOUPY ET JOURDAN, RUE DE RENNES, 71.

## DU MÊME AUTEUR

---

**LA PIERRE DANS LA VESSIE**, avec Indications spéciales sur les moyens de la prévenir, ses premiers symptômes et son traitement par la lithotritie, par Walter J. COULSON, chirurgien de Lock Hospital. Traduit de l'anglais par le Docteur Henri PICARD. 1 vol. in-8. de 242 pages, 1874. . . . . 3 fr.

**NOTE SUR LES INFLAMMATIONS ET ABCÈS DE LA PROSTATE.** Paris, 1875. . . . . . . . . . . . . 1 fr. 60.

**TRAITÉ DES MALADIES DE LA PROSTATE.** Paris, 1877. 8 fr.

**TRAITÉ DES MALADIES DE L'URÈTHRE.** Paris, 1877. 8 fr.

**TRAITÉ DES MALADIES DE LA VESSIE ET DE L'AFFECTION CALCULEUSE.** Paris, 1878 . . . . . . . . . . . 8 fr.

**DES DANGERS DU CATHÉTÉRISME CHEZ LES VIEILLARDS.** Paris, 1879. V. A. Delahaye et Cie. . . . . . . . 1 fr. 50.

---

## POUR PARAITRE PROCHAINEMENT

**DES NÉVROPATHIES DES ORGANES GÉNITO-URINAIRES DE L'HOMME**, par le Dr R. ULTZMANN professeur des maladies des organes génito-urinaires à l'Université I. et R. de Vienne, traduit de l'Allemand par le Dr H. PICARD.

www.ingramcontent.com/pod-product-compliance
Ingram Content Group UK Ltd.
Pitfield, Milton Keynes, MK11 3LW, UK
UKHW021926230726
13925UKWH00007B/2461

9 782014 063585